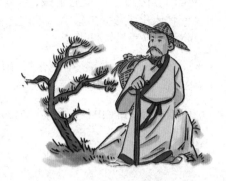

神奇的中医药（一）

SHEN QI DE ZHONG YI YAO

主　编：赵继荣　米登海

甘肃科学技术出版社

甘肃·兰州

图书在版编目（CIP）数据

神奇的中医药．一 / 赵继荣，米登海主编． -- 兰州：
甘肃科学技术出版社，2022.8（2024.5重印）
ISBN 978-7-5424-2968-1

Ⅰ．①神… Ⅱ．①赵… ②米… Ⅲ．①中国医药学-
少儿读物 Ⅳ．①R2-49

中国版本图书馆CIP数据核字（2022）第157176号

神奇的中医药（一）

赵继荣 米登海 主编

责任编辑 陈 槟
封面设计 胡凯雯
插 画 宋宇安

出 版 甘肃科学技术出版社
社 址 兰州市城关区曹家巷1号 730030
电 话 0931-2131570 （编辑部）0931-8773237 （发行部）

发 行 甘肃科学技术出版社 印 刷 河北环京美印刷有限公司
开 本 787毫米×1092毫米 1/16 印 张 4.5 字 数 100千
版 次 2022年12月第1版
印 次 2024年5月第2次印刷
印 数 4001~17000
书 号 ISBN 978-7-5424-2968-1 定 价 28.00元

编 委 会

主 编

赵继荣　米登海

副主编

吕有强

编 委

（以姓氏笔画为序）

李晓东　吴　荣　罗向霞　段永强

徐彦龙　唐　鹏　梁永林　缪延栋

前　言

　　中医药文化源远流长、博大精深，几千年来为中华民族的繁衍生息做出了巨大贡献，是中华优秀传统文化中重要内容。党的十八大以来，以习近平同志为核心的党中央高度重视中医药文化的传承发展，2015年12月18日，习近平总书记致信祝贺中国中医科学院成立60周年，殷切希望："中医药学是中国古代科学的瑰宝，也是打开中华文明宝库的钥匙。当前，中医药振兴发展迎来天时、地利、人和的大好时机，希望广大中医药工作者增强民族自信，勇攀医学高峰，深入发掘中医药宝库中的精华，充分发挥中医药的独特优势，推进中医药现代化，推动中医药走向世界，切实把中医药这一祖先留给我们的宝贵财富继承好、发展好、利用好，在建设健康中国、实现中国梦的伟大征程中谱写新的篇章。"

　　2016年2月，国务院印发《中医药发展战略规划纲要（2016—2030）》提出"将中医药基础知识纳入中小学传统文化、生理卫生课程"。2019年10月，中共中央、国务院发布的《关于促进中医药传承创新发展的意见》明确指出："实施中医药文化传播行动，把中医药文化贯穿国民教育始终，中小学进一步丰富中医药文化教育，使中医药成为群众促进健康的文化自觉。"这些纲领性的文件都在强调，要将中医药文化融入中小学基础教育，让广大青少年了解中医药知识、认同中医药文化体系、传播中医药文化，进而实现对中国传统文化的理解，对于增强青少年文化自觉和文化自信，增强民族自信和国家自信，践行社会主义核心价值观，都具有积极而深远的现实意义和历史意义。

甘肃省是国家中医药发展综合改革试点示范省，有责任做好将中医药文化融入中小学基础教育的工作，在甘肃省教育厅、甘肃省中医药管理局的大力支持下，我们邀请了甘肃省中医院赵继荣、罗向霞、徐彦龙；甘肃省中医药研究院米登海、吕有强、李晓东、吴荣、唐鹏、缪廷栋；甘肃中医药大学段永强、梁永林等中医药文化科普专家和中医药教育工作者，结合中小学生兴趣爱好，编写了这套《神奇的中医药》科普读本。《神奇的中医药（一）》共分为5个单元，第一单元中医药学的起源；第二单元中医药学的发展；第三单元中医药学故事；第四单元古今中医药学教育；第五单元中医药学对世界的贡献。《神奇的中医药（二）》共分为5个单元，第一单元走近中医药；第二单元中医药学蕴藏的智慧；第三单元中药与方剂；第四单元甘肃医药故事；第五单元生活中的中医保健。

全书遵循中小学生年龄特点、知识结构和接受能力，突出故事的趣味性。在内容的选择上以大家耳熟能详的故事为主，努力做到老师教得清楚、学生听得明白。

本书在编写过程中进行了深入的研究和探索，仍可能存在疏漏与不足之处，恳请各位老师、同学指正。

《神奇的中医药》编委会

2022 年 10 月

目　　录

第一单元 中医药学的起源

中华民族是世界上最悠久的民族之一，远在 6 万多年前，就在黄河流域诞生了大地湾（今属天水市秦安县）文化，之后不断迁徙融合，发展壮大。而中医药学是中华民族生生不息、繁衍不止的重要保障。

中医药学的起源非常早，早在远古时期，当时的人们食草根树皮来充饥，慢慢了解了一些草本植物的功效。随着生产技术的提高，人们开始打磨工具，逐渐出现了砭（biān）石和骨针，也就是针灸针具的雏形。人们发现用其刺激身体某些部位有止痛等功效。火的发明，出现了灸、熨烫等疗法，大大缓解了人们患病的痛苦。

后来，神农尝百草，慢慢获知了很多药物的用途。商朝的伊尹（yī yǐn）又发明了把草药熬煮成汤服用的方法，减轻了生吃药物的危害。到了距今 2000 多年的东汉时期，《黄帝内经》《神农本草经》《伤寒杂病论》等著作的问世，标志着中医药学体系的成熟建立。所以说，中医药学是世界上最悠久的医学，是中华民族的骄傲。

第一章　钻木取火与中医药

在数十万年前的远古时期，我们的祖先在与大自然的搏斗中学会了用火，他们使用钻木取火的方法获得了火种。祖先们用火照明、驱吓夜间偷袭的野兽，用火驱散了洞穴中的寒冷与潮湿，更重要的是用火加热食物，消灭了生肉中的寄生虫，减少了由于生吃食物而引起的疾病，从而提升了体质、延长了寿命。

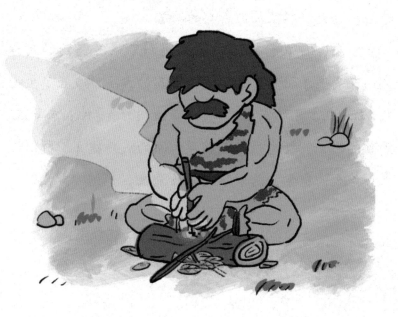

在使用火的过程中人们发现，在用火烤制食物时难免会被火灼（zhuó）伤皮肤，可是某个不舒服的部位皮肤被灼伤后，反而会减轻甚至消除某些疼痛，在这种经验的日积月累中，人们便有意识地点燃某种植物茎叶，来灼烤身体的一些部位以治疗疾病。有时候烤火取暖，在刚烧过火的石头上睡觉，那热乎乎的石头，挨着疼痛的腰腿部位，让疼痛减轻了很多，慢慢地，灸法、热熨（yùn）法就被发现了。

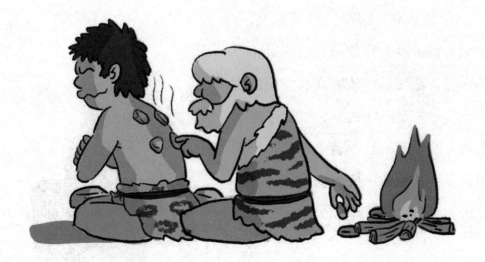

第二章　神农尝百草

在远古时期，人们不懂医药知识，不知道植物可以用来治疗疾病，大家得了病只能硬扛着，身体健壮的年轻人遇见一些不严重的疾病尚能硬挺过去，但是老年人和小孩常会因为疾病而死亡。当时有个部落的首领叫神农，看着百姓被疾病折磨非常痛心，便决心为大家找寻治病的办法。

有一天，神农偶尔尝了田野里的杂草，发现草木有酸甜苦辣等味道，他就试着将带有苦味的草，给咳嗽不止的人吃，吃完后，咳嗽症状立刻减轻不少；把带有酸味的草，给肚子疼的人吃，这个人的肚子就不疼了。于是神农发现了原来一些植物可以为人类治病。

　　后来，神农又品尝了很多草本植物，了解到它们的不同功效，总结出能治病的药物越来越多。可是神农尝百草是十分辛苦的事，不仅要跋山涉水寻找草木，而且品尝草药还有生命危险。有一次，他品尝了一种开小黄花的植物，刚把花和茎吃了之后，就感到肚子钻心地痛，好像肠子断裂了一样，痛得他满地打滚，最后神农没能挺住，被这种草所毒死。神农虽然被毒死，却用他的生命发现了一种含有剧毒的植物——断肠草。

　　这便是神农为民尝百草的传说，后来，人们为了纪念神农，便将他封为"炎帝"，尊为"三皇五帝"之一，而把中华儿女称之为"炎黄子孙"。中国第一部药物学专著就叫《神农本草经》。

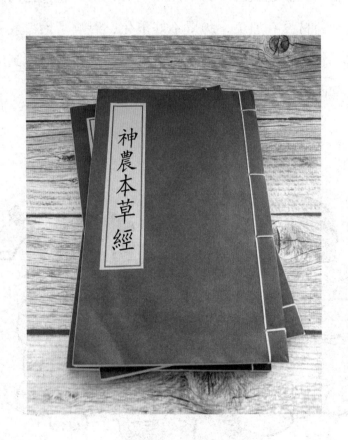

第三章　汤药的由来

今天，中医大夫治病，开的中药方剂很多都是将中药材熬煮在一起的药汤，那同学们知道，为什么中药要熬成药汤才能服用？

在原始社会，人们起初发现药草能治病后，都是直接把药放在嘴里嚼服，结果，由于药材没有加工，肠胃不好消化，影响了治疗效果，而有的药物是有毒的，直接吃下去就会危及生命。比如我们前面说到的神农，就是生服了断肠草而去世的。

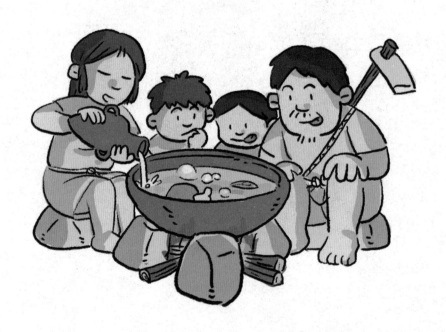

　　后来，人们有了陶器，可以把食物煮熟。到了商朝时期，有位著名的丞相叫伊尹，伊尹原是商汤妻子陪嫁的奴隶，他聪慧灵敏、精明能干，深知治理国家的道理，还精通烹饪（pēng rèn）和医药知识，因此能够成为商朝的丞相。伊尹根据烹调方法，将桂枝、芍药、甘草、生姜、大枣这些食物佐料进行熬煮，用于疾病的预防和治疗，在当时对药物功效和毒性尚未深入了解的条件下，这些汤药既能减少服用药物容易中毒的危险，还能起到治病和保健的作用。后来，伊尹又教会大家用陶罐把不同的草药配合，加水熬煮成汤服用，比原来直接生吃草药既安全效果还好。他还研究出了很多汤药方，因此后世尊称他为汤药之祖。

第四章　扁鹊与刮痧的秘密

同学们经常在电视上能看到刮痧治疗疾病的片段，那刮痧是由谁发明的？他就是春秋时期的名医扁鹊。

扁鹊是距今 3000 年前的医生，精通很多方面的医术，《史记》记载，扁鹊路过虢（guó）国时，听说太子死了，皇宫里正在办丧事。就向旁边的人打听了太子的病情，听闻太子是由于受到惊吓突然没有了气息，心中便怀疑太子可能还没有死。于是扁鹊请求进宫看看太子的仪容，并声称能让太子苏醒，大家听了都很惊讶。

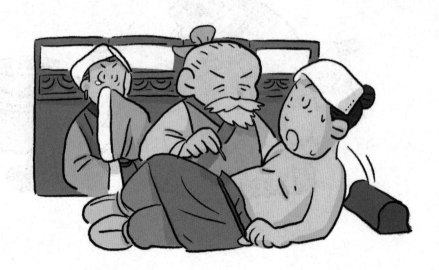

　　扁鹊给太子把过脉后，确认他只是一时休克而已。于是扁鹊快速地在太子的头、胸、足的几个穴位施针治疗，果然不一会儿太子就苏醒了，之后太子继续服用了扁鹊的汤药，很快就康复了。这件事被大家广为流传，世人都说扁鹊是起死回生的神医。

　　这里所说的施针，就是用砭石磨制的针，而这里的施针主要是指用砭石针按压、刺激或较浅地刺入肌肤。除了施针，扁鹊还给太子整个背部进行刮痧，引导气血运行，这里所用的刮痧（shā）板就是砭石制作的。

　　由于扁鹊高超的医术，今天人们在形容某位医生医术高明的时候就会说他"扁鹊再世"。

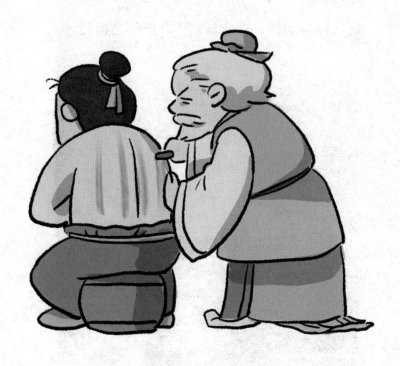

第五章　伏羲创制八卦的传说

伏羲（xī）、女娲是神话中中华民族的始祖。他们的传说，在中国代代相传、家喻户晓。相传，甘肃天水为伏羲与女娲的出生地，直到今天，这里仍在每年举行盛大的公祭伏羲活动，以纪念这位"中医药之祖"。

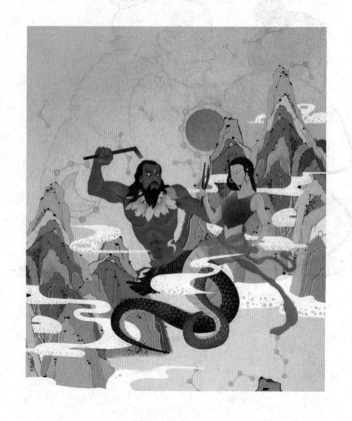

伏羲带领人们用兽皮缝制衣服，抵御寒冷，而狩猎活动的展开又使得动物类食物日益增加，很大程度上增强了百姓适应自然环境的能力。他带领人们围着篝火跳舞，以驱寒取暖，强健身体，却发现通过这种运动，可以祛除身上的一些病痛，这便是传统体育活动及导引术的雏形。他还观天文、察地理，研究事物运行的规律，始创了八卦，成为中医学思想的主要文化根源之一。至今，天水市还有相传伏羲创制八卦的卦台山。

"八卦"不是一种具体器物的发明，而是一个哲学思想的萌芽，是华夏文明取之不竭的智慧源泉。德国数学家莱布尼茨研究八卦，从"两仪、四象、八卦"中得到启发而发明了二进位制，现在广泛地应用于生物及电子学中。

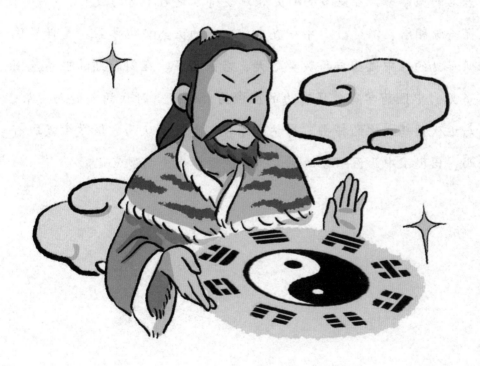

第二单元　中医药学的发展

经过人们长时间医学经验的积累总结，到了秦汉时期，中医药学确立了下来，各个学科逐渐有了专门的典籍。

后来经过历朝历代的发展，中医药理论和临床实践越来越丰富，出现了很多著名的医学家，在更多的研究领域获得了更为丰富的成果。

这样一脉相承、绵延数千年一直未曾中断的医药文化体系，是世界医学史上所罕见的。中医药典籍数量之大，名医之多，在同时期的世界范围内也不多见。中医药学有着强有力的生命力，它随着时代的前进而发展。经过了与近代医药文化的撞击、对抗到结合，也注意从西方医学中吸取有用的东西，出现了中西医结合的探索，传统医学在走向现代化。

第六章　张仲景与《伤寒杂病论》

在中医学几千年的历史中，涌现出了非常多的名医大家，张仲景无疑是其中的佼佼者。

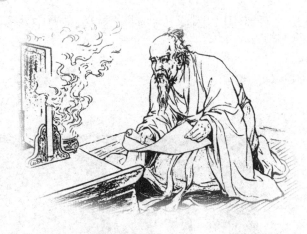

张仲景的父亲曾经做过官，因此他从小就读了许多书，学问非常好。他的父亲本来想让他当官，可是张仲景所处的时代正是动荡的东汉末年，连年战争，人民深受苦难，饥寒困顿，各地连续暴发瘟疫，很多人都病死了，张仲景的家人也有不少因病去世，看到这样的情况，张仲景下定决心成为一名救死扶伤的医生。

为了学习医术，张仲景去拜当时的名医张伯祖为师，张伯祖见他聪明好学，又有刻苦钻研的精神，就把自己的医学知识毫无保留地传授给他，后来张仲景尽得其传，且青出于蓝而胜于蓝。

作为一名医生，张仲景认真吸取当时人们同疾病做斗争的丰富经验，结合个人临床诊治疾病的丰富经验和心得体会，创造性的编写了《伤寒杂病论》这一部划时代的医学巨著，使得中医学理论与临床诊治紧密结合起来，奠定了中医学辨证论治的治疗原则。

《伤寒杂病论》是我国医学史上影响最大的著作之一，在其成书后近 2000 年的时间里，一直指导着中医学的发展，被公认为是中国医学方书的鼻祖。书中的很多知识至今仍在临床广泛应用。因此，张仲景被尊称为中华民族的"医圣"。

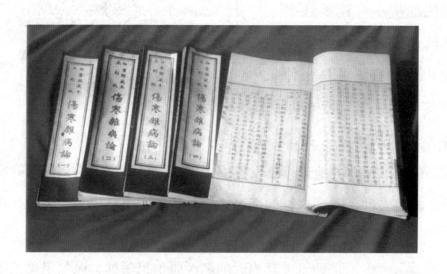

第七章　华佗与五禽戏

神医华佗的故事以及民间传说很多，在《三国演义》中，他为东吴大将周泰治枪伤，为关云长"刮骨疗毒"，为曹操医治"头风"病而被害等故事家喻户晓，妇孺皆知。

华佗是三国时期的著名医生，当时天下大乱，战争不断，疫病流行，老百姓苦不堪言，华佗就决心做一名良医，为百姓解除痛苦。他刻苦学习医术，仔细阅读历代名医的医书并加以发展，终于学有所成。他特别擅长外科手术，他是首个在手术中使用麻醉药的人。

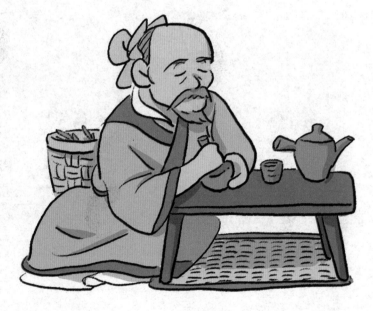

很早以前人们就发现一些药物具有让人昏睡的功效，华佗把这些药物配制成"麻沸散"，在外科手术之前让病人服下，等到麻醉药效发挥功用后就替病人做手术。在1800多年前能做这种全身麻醉的大手术，是相当了不起的事，所以人们称他为"神医"。

华佗不仅医术高明，还注重健身养生，为世人创编了一套模仿五种禽兽姿态的健身操——五禽戏。

五禽戏，是模仿虎、鹿、熊、猿、鹤（鸟）5种动物的神态与动作而编创的一套健身运动。人们模仿这些姿态，可以锻炼筋骨、畅通气血，达到祛病防疾、益寿延年的目的。

据传，华佗的学生吴普施行这种方法锻炼，活到90多岁时，仍耳聪目明，牙齿也完整牢固。

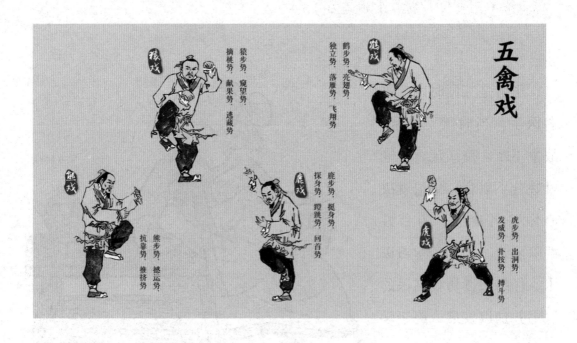

第八章 "针灸鼻祖"皇甫谧

皇甫(fǔ)谧(mì)，相传是甘肃灵台人，从小就寄养在叔父家。小时候，他不爱劳动，也不爱学习，特别贪玩，直到 20 岁还成天东游西逛，无所事事，他的叔叔和婶婶见他这个样子，深为他的前程担忧。

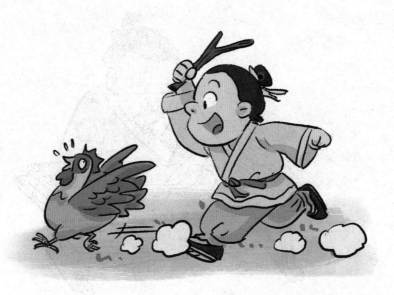

　　有一次，皇甫谧到瓜市上去玩，有个卖瓜的人给了他一个瓜，皇甫谧很有孝心，把瓜送给了婶婶，谁知婶婶说："你不知道学习，我心里最不安了，你送什么给我吃，我也不高兴！"说罢，她长长地叹了一口气。婶婶接着开导他说："先前孟子的母亲为了孟子学好，三次搬家；曾子用杀猪的办法教子；我虽然比不上他们，但也够苦口婆心的了。你怎么一句也听不进去，你什么时候才能知道用功学习呢？"说着，婶婶伤心地哭了起来。婶婶的耐心教育，最终感动了皇甫谧。他想：孟子能成为有用的人，为什么我就不能？他当即向婶婶表示：今后再也不贪玩了，抓紧时间学习，做个有用的人。

　　从此以后，皇甫谧拜有学问的席坦为师，努力学习，并且变得勤快了。他常常帮助叔叔到田里干活，帮助婶婶干家务。这样日复一日，年复一年，学业大有长进，品德也为乡人所敬仰。皇甫谧后来得了病，行动不便，给他的学习带来困难。可是，他还以坚韧不拔的毅力，孜孜不倦地学习。别人劝他注意身体，他却说："我就是早晨学到了知识到晚上死了也心甘情愿。"

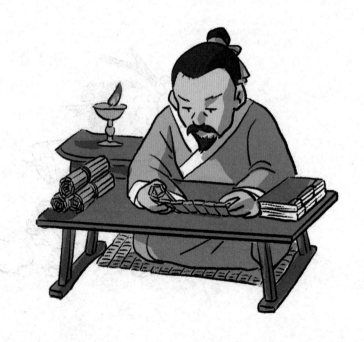

皇甫谧把古代著名的三部医学著作，即《素问》《针经》《明堂》集合起来，并结合自己的亲身经验，编成一部针灸学巨著——《黄帝三部针灸甲乙经》，也称《针灸甲乙经》，这是我国现存最早的一部理论联系实际，有重大价值的针灸学专著，一向被列为学医必读的古典医书之一，对针灸学以至整个中医学事业的发展做出了巨大的贡献。由此他被人们尊称为"中医针灸学鼻祖"。

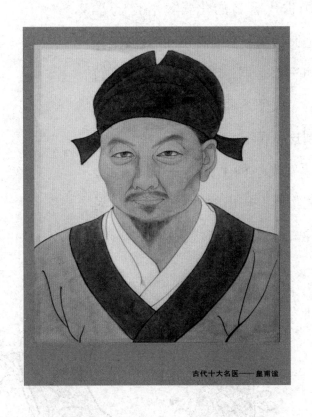

古代十大名医——皇甫谧

第九章　葛洪与葛根

葛洪是我国古代著名的化学家和医药学家，经常需要炮制药材，在他带领弟子工作的时候，因为房间里都是烟，时间长了，徒弟们出现了口臭牙痛、大便不通，身上出了很多红疹的症状，看到这种情况，葛洪很是着急。一天他翻阅医书，发现一种生在山谷中的青藤，根像白玉菇，渣像麻，榨出的汁略带甘甜，喝了可以清热解毒，可以治疗这些疾病。

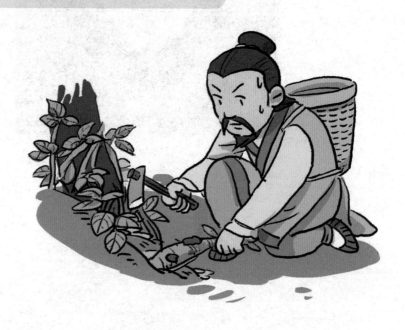

第二天一大早，葛洪便独自一人上山寻找这种草药，在一处松软的黄土坡边，葛洪发现了一株粗壮的青藤，用棍撬（qiào）松硬土，将藤根挖了出来，在山泉里洗掉了藤根上的泥土，扛着青藤回来了。葛洪将青藤根切成片状，用锤子敲烂，挤出里边的白浆，煮熟了给两个弟子饮用。喝下浆水，两个弟子便感到燥热的身体逐渐舒适了下来，没几天，病就全好了。

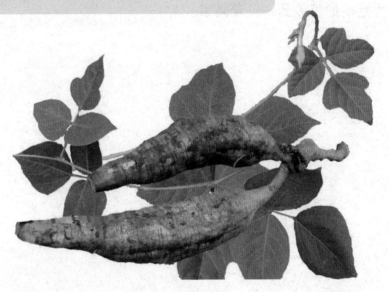

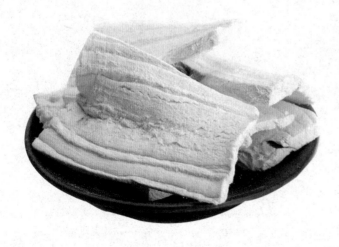

　　青藤能解毒治病的消息一传十，十传百，当地百姓纷纷按葛洪的指点，挖青藤根来清热解毒。渐渐地，人们发现这青藤不仅能治病，还能当粮食充饥。青藤锤烂后能和麻一样，可以织布制衣。于是就大量采种繁育，一时间传遍大江南北。当时，青藤还没有名字，众人只知是葛洪发现传扬开来的，于是就将这青藤取名为"葛"，葛的根自然就被称为"葛根"了。

　　葛洪的医学著作是《肘后备急方》，中国第一位诺贝尔生理学或医学奖获得者屠呦呦就是从这本书里发现了青蒿素的提取线索，从而发明了治疗疟疾的特效药——青蒿素。

第十章　发明寸口脉法的王叔和

王叔和是东汉末至西晋年间最著名的名医，曾做过曹操的专职侍医，最后升到太医令，是当时掌管国家医药的最高官职。他学识渊博，非常喜欢钻研，他对中医学的主要贡献是他著述的《脉经》和整理了张仲景的《伤寒杂病论》。

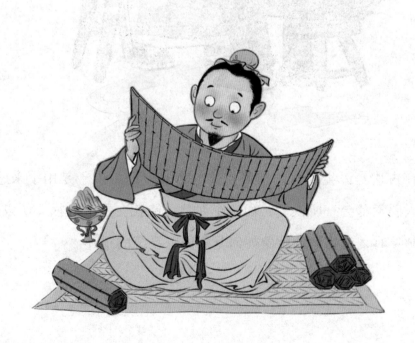

　　《脉经》是我国现存第一部完整的研究脉学的书籍，前代的医家虽然对脉学的研究也有一定的成果，却始终没有能够总结归纳，对于脉象名称、诊脉方法等都比较混乱。王叔和通过多年的行医经验，对诊脉进行了非常细致的规范，并创立了寸口切脉法，为后世的医家一直沿用至今，所以王叔和在诊脉方法上做出了巨大的贡献。

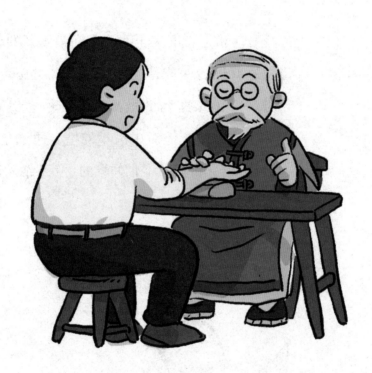

　　切脉在古代是医生了解病情最重要的手段，但是由于是用手来感觉，可能每个人感觉都会有所误差，而这个误差可能就会酿成大祸。所以王叔和在细分脉象时，对相似的脉象如何分辨做了系统的描述。

第三单元　中医药学故事

中医的形成、发展都是在厚实的中国传统文化的沉淀中发展起来的。在漫长的历史长河中，名医的故事、中药的传说故事成为中华传统文化的重要组成部分。

黄帝是传说中原各族的共同领袖。岐伯，传说中的医家，黄帝的臣子。《黄帝内经》是以黄帝与岐伯讨论医学，并以问答的形式成书的。后世称中医学的"岐黄""岐黄之术"，即源于此。

悬壶济世比喻行医救人的名词，相传东汉时期，有一老翁在市场上卖药，门前挂了一个药葫芦，凡是有人来求医，老人就从药葫芦里摸出一粒药丸，每每药到病除，还经常为无钱买药的患者免去药费，古代医药不分家，就把"悬壶"作为行医的代称。后人称颂医生的功绩为"悬壶济世"。

杏林是中医学界的代称，三国时董奉，医术高明，医德高尚，为人治病，不受谢，不受礼，只要求治愈者在他房前栽杏树作为纪念。后来他用杏子换谷子救济贫民。人们非常感谢他，"杏林""医林""誉满杏林""杏林春暖"这些赞誉之词成为医德高尚、医术高明的雅称。

苍生大医是对医德高尚之人的代称，唐代药王孙思邈，医德高尚，堪称医学界的典范。他在《千金要方》中写道："若有疾厄来求救者，不得问其贵贱贫富，怨亲善友，华夷智愚，普同一等，皆如至亲之想。不得瞻前顾后，自虑吉凶，护惜身命，见彼苦恼，若己有之，深心凄怆，勿避险巇，昼夜寒暑，饥渴疲劳，一心赴救，无作功夫形迹之心。如此可成苍生大医。"后人对医德高尚的医生尊称"苍生大医"。

第十一章　杏林春暖的传说

当我们走进一些传统文化氛围较浓的中药房时，往往能看到"杏林春暖，橘（jú）井泉香"等醒目佳句，而"杏林"与"橘井"自古以来就是中医药的代名词，那这两个典故又是从何而来呢？

"杏林"的典故来自三国时期，那时候在吴国有一位民间医生名叫董奉，定居于庐山之下，医术高明，热心为人治病。但他有一个奇怪的规矩，就是他治病从来不取分文，只需要为他栽上几棵杏树就可以了。这样连续过了好多年后，被他治愈的病人所种的杏树已有十万余棵，郁郁葱葱，蔚然成林。

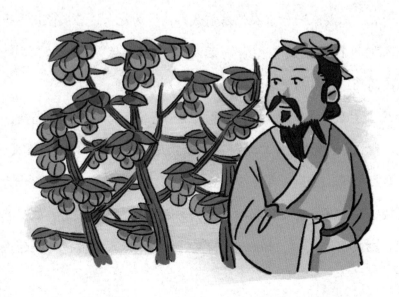

后来，杏子成熟了，董奉就在杏林中搭建了一个谷仓，贴上布告：但凡有买杏子的人，不必告诉我，只要将你带来的谷子倒入粮仓，就可以取走相同容量的杏子。董奉就这样用杏子换来了很多谷子。他用这些谷子救济周围的贫苦老百姓和旅途上断绝了盘缠的路人，每年多达两万人。

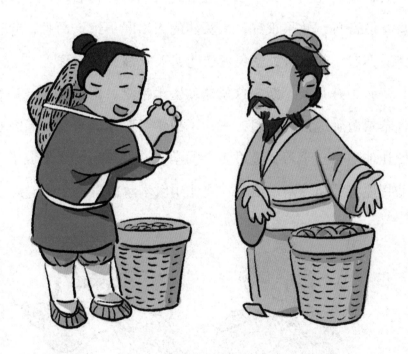

看到这些神奇的事，人们于是就更加感谢董奉了，从此，"杏林"一词，也就流传衍变为医生的代名词了。

第十二章　悬壶济世的传说

　　东汉时有个叫费长房的人，非常渴望学习医术，可是苦于没有老师教授，一天，他所在的市集来了一位卖药的老翁，在店门口悬挂着一个药葫芦兜售丸散膏丹，效果很好，来买药的人络绎不绝。而且，老翁乐善好施，对待看不起病的穷苦人就免费送药，大家都交口称赞。

　　费长房看了好几天，断定这位老翁医术精湛，医德高尚，是难得的好老师。他恭恭敬敬地拜见老翁，表达了想学习医术的来意，老翁看他十分诚心，便让他随自己学习，经过多年的学习，费长房终于学成了，临行之际，老翁特地将药葫芦赠送给他，要他用医术救济百姓。

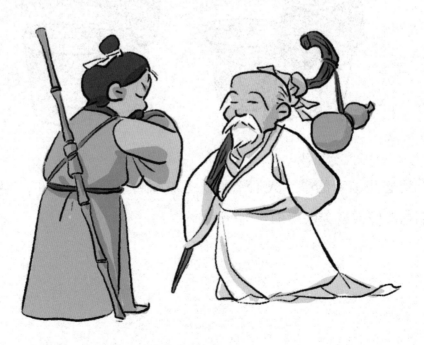

费长房回到家后，便开始行医治病，治病时药到病除，没有治不好的。为了纪念老师，他便在腰间悬挂一个葫芦，这便是悬葫济世的由来。

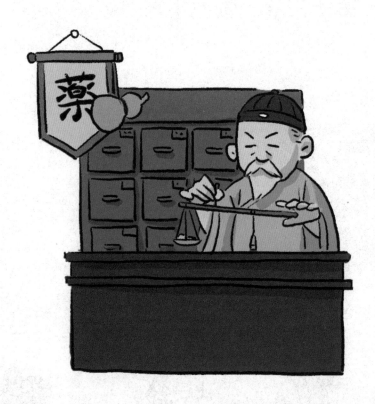

后来，民间的郎中为了纪念这个传奇式的医生，就在药铺门口挂一个药葫芦作为行医的标志。如今，虽然中医大夫"悬壶"已很少见到，但"悬壶"这一说法保留了下来。

第十三章　张仲景与"饺子"

东汉末年，各地灾害严重，很多人身患疾病。名医张仲景不仅医术高明，而且医德高尚，无论穷人和富人他都认真治疗，救了无数人的性命。

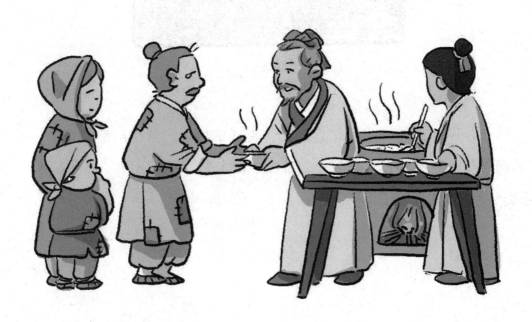

张仲景在长沙当官时，就经常在大堂上为百姓看病，这就是"坐堂大夫"的由来，有一年冬天到了，他看到很多穷苦百姓忍饥受寒，耳朵都冻烂了，心里非常难受，想要帮助他们。他让弟子们在空地上搭起棚子，架起大锅，在冬至那天，向穷人发放药物治冻伤。张仲景的药名叫"祛（qū）寒娇耳汤"，做法是用羊肉、生姜、大葱和一些祛寒药材在锅里煮熬，煮好后再把这些东西捞出来切碎，用面皮包成耳朵状的"娇耳"，下锅煮熟后分给求药的病人。每人两只娇耳，一碗汤。人们吃下祛寒汤后浑身发热，两只耳朵变得暖和起来。吃了一段时间，病人冻烂的耳朵就好了。

张仲景发药一直持续到大年三十，大年初一，人们庆祝新年，也庆祝烂耳朵变好，就模仿"娇耳"的样子做过年的食物，并在初一早上吃。人们称这种食物为"饺耳""饺子"或"扁食"，在冬至和大年初一吃，以纪念张仲景开棚发药和治病的日子。慢慢地，冬至吃饺子防冻耳朵的风俗便流传了下来。

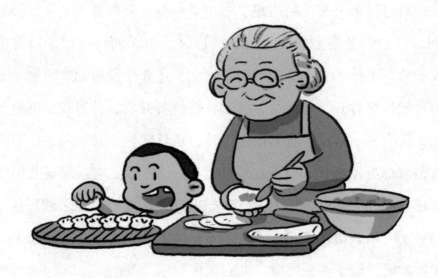

今天，虽然我们用不着用"娇耳"来治冻烂的耳朵了，但饺子却已成了人们最常见、最爱吃的食品之一。

第十四章　药王孙思邈

　　孙思邈（miǎo），陕西耀县人，是我国历史上有记载的不多的年过百岁的老人。

　　孙思邈小时候体弱多病，家中为他看病而花光了积蓄，于是从小就下定决心，要成为一名医生，为天下的穷人看病救命。经过多年的刻苦学习，孙思邈医术达到了很高的水平。他谢绝了皇帝让他当太医的邀请，留在民间治病救人，著书立说。

　　有一次，孙思邈在路上看到四个人抬着一口棺材往前走，殷（yān）红的鲜血从棺材缝里滴下来，后面跟了一个老婆婆，哭得死去活来。孙思邈上前探问，原来是老婆婆的女儿因难产折腾了两天两夜，孩子没有生下来，女儿的命却丢掉了。孙思邈问明了这女子才死了没有几个时辰，于是要求老婆婆把棺材打开，他试着救救看。棺材打开后，孙思邈仔细摸了摸脉，感觉到还有一丝跳动，赶紧取出针具，选好穴位，针刺起来，不一会儿，妇人的胸部有了起伏，腹部也蠕动起来。"哇！"随着一声婴儿的啼哭声，一个白白胖胖的娃娃生了下来，产妇也睁开了双眼。孙思邈赶紧把随身带的药拿了出来，给产妇喂了下去。不一会儿产妇便完全苏醒过来。孙思邈一根针救活了母子两条性命，人们都称赞他是神医。

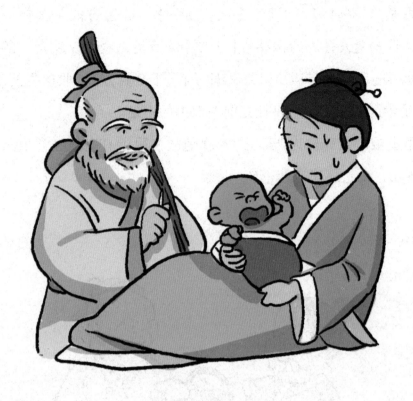

　　有一天，孙思邈替一个腿痛的人治病。他开了汤药，病人服后没有效果。他又配合做针刺疗法，扎了几次，病人还是喊痛。他想，除了书上讲的穴位外，难道没有别的新穴位？于是他一面用大拇指在病人腿上轻轻地掐，一面问病人："是不是这儿痛？"掐着掐着，病人忽然叫了起来："啊！是，是这儿！"孙思邈就在这个部位扎了一针，病人的腿痛果然止住了。

　　孙思邈想，书上没有这个穴位，取个什么名呢？噢，对了，病人说"啊！是……"那就叫"阿是"穴好了。孙思邈所创用的以痛取位的"阿是"穴，是他对发展针灸学的一大贡献，已被千余年来无数针灸学者所验证肯定。

　　孙思邈 70 岁时编写了《千金要方》一书，收医方四千多首，又过了好多年，百岁老人孙思邈深感《千金要方》不足以全面反映自己的心得体会和新获得的珍贵医药学知识，又编写了《千金翼方》，收医方两千多首。"翼"就是辅助的意思，用以补充前一部书的不足。

　　孙思邈被后人尊称为"药王"，在他故乡附近有座他经常采药的山被叫做药王山，山上还建有药王庙。

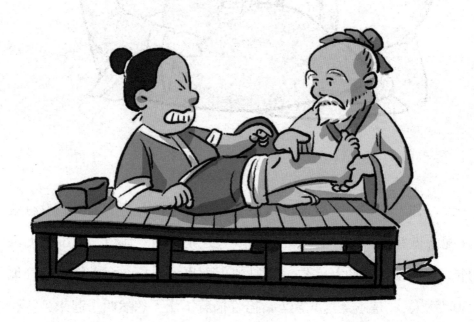

第十五章 吴师机与狗皮膏药

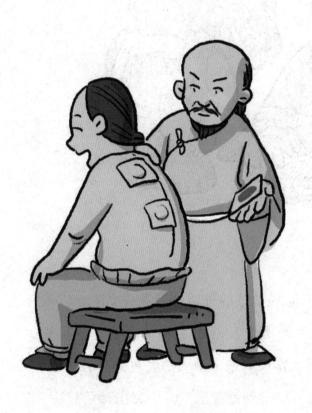

膏药疗法是中医传统的外治疗法，清代吴师机是一位擅长膏药疗法且卓有成就的医生。

吴师机开始行医后发现膏药疗法具有简单、便捷、廉价、效果明显的优点，又可避免内服药所引起的副作用，特别是穷苦人家用膏药还很便宜，于是他在百姓中大力推行膏药。由于膏药疗法不分老幼，仅一张膏药贴敷就能取得很好的效果，而且不影响劳作，所以深得广大劳苦百姓喜欢，应诊者络绎不绝。

吴师机不仅医技精湛，而且医德高尚，为人乐善好施。当时到他家看病的人每天都有几百人，最多的时候一个月曾治两万多人次。他还在扬州开设了药局，专门以自制膏药赠送病家，广受当地群众赞誉。

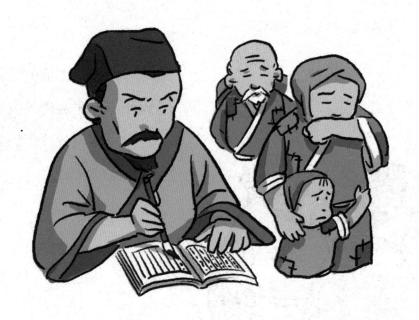

吴师机对医学的一大贡献在于他将自己的外治经验著成《理瀹（yuè）骈（pián）文》，书中介绍了外治法的历史，阐述了外治法的理论根据，以及膏药的制法、用法和治疗范围、作用。该书最大的特色是打破了以往医生偏于汤药轻于外治的惯例，大力推崇外治疗法，其中突出膏药疗法。

该书一问世，就因实用性和可靠性，深受同行好评，当时上海、山东、安徽等地的医生都纷纷效仿他的医技，不少药铺还专门编印他书中的医方和制药方法。吴师机对发展中医的外治法做出了杰出贡献，因此后人尊称他为外治之宗。

第四单元　古今中医药学教育

中医药学由于学科的特殊性，需要不断的教育和学习，在几千年的发展过程中，中医药学的教育模式不断演化改变，从古至今，名医辈出。

远古时期，我们的祖先在长期生活和生产中发现了医药知识，并开始以口传心授的形式传播中医药知识。随着医药知识经验的增多，口传心授被家族和师徒相传的中医教育形式取代，久而久之就形成了很多中医流派和中医世家，同时也造就了很多名医。

随着社会的发展和人类健康要求的不断提高，官办的中医教育机构相继出现，从唐代开始，历朝历代都设有专门的中央和地方官办医学教育机构，辛亥革命后，开始举办具有现代教育模式的中医学校，民国期间全国各地先后建立了多间规模较大的中医学校。

中华人民共和国成立后，我国的中医药事业迎来了生机勃发的春天，从20世纪50年代开始，全国各地创建了一批中医药大学，中医课程进入了医学高等教育中，从此开始了中医药专业人员现代教育模式的新历程。

第十六章　古代中医的教育

　　中医药学已经在我国发展了几千年，它的教育方式，大约有家传、师带徒、学堂、学校以及大学五种模式。

　　远古时期，我们的祖先在长期生活和生产中发现了医药知识，并相应地产生了最原始的医学教育形式：口传心授。随着社会分工的出现和医药知识经验的增多，口传心授被家族和师徒相传的中医教育形式取代。由于

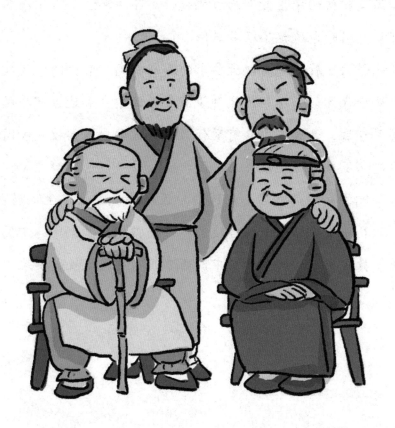

世代相传的医疗经验的积累，知识就比较专门，久而久之就形成了很多中医专科和中医世家，同时也造就了很多名医。比如古代著名医家徐之才，他们家族世代行医，六代之中就有 11 位名医。家传式的中医教育形式后世一直沿用下来。

伴随家传式中医教育出现的是名医带徒教育，这种中医教育形式扩大了医学流传的范围，有利于培养更多的医家，适应了民众防治疾病的需求。许多医家在传授时结合自己的经验，以自己的见解发挥前人的学术，相继各树一帜，各成一说，从而形成了不同的中医流派，促进了医学的争论、交流与发展。

古代名医在收徒弟时都要经过十分精心的挑选，要求徒弟聪慧、勤奋、诚信，并且有良好的品德，而弟子为了寻求名师，更是不辞辛劳，遍地求访。

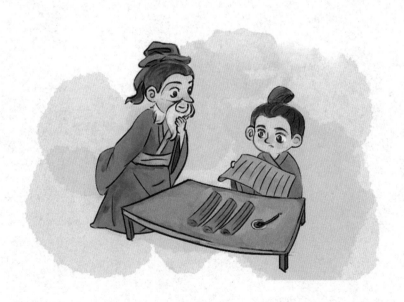

随着历史发展，官办的中医教育机构就出现了。在唐代，当时有中央与地方两级医学教育制度，中央级称为"太医署"，规模很大，有三四百人，地方上均开办医学，各地普遍设置医学博士和医学助教。宋代设"太医局"，有学生 300 余人，这时的教育方针重视实习训练，强调从临床中获取知识和经验。

元明清时期的医学教育大体上也是继承宋代以来的体制，由太医院管理医学教育。鸦片战争后，官办的中医教育已徒具形式，在中医人才培养上已基本不起作用了。

辛亥革命后，我国中医界开始举办具有现代教育模式的中医学校，全国各地先后建立了多间规模较大的中医学校，掀起了近现代中医教育的高潮。

第十七章　王惟一和针灸铜人的故事

随着中医在世界上的传播，针灸和推拿慢慢也走出国门，拔罐的痕迹也是常常出现在外国人的肩膀上、胳膊上。而这一切都离不开中医教育传承，其中，对针灸教育贡献最大的医家便是王惟一。

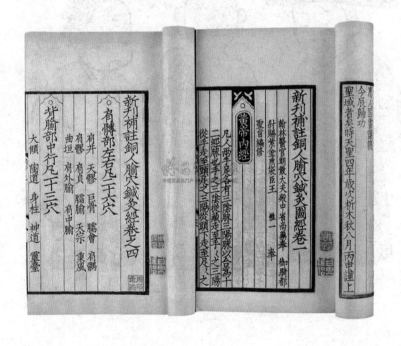

王惟一生活在宋代，那个时候针灸学由于没有统一的规范，导致一些穴位的定位标记错误了，这样学生也学错了。于是王惟一便著成医书《铜人腧穴针灸图经》，规范了针灸图谱，订正错误。还将全书内容刻在石头上，以便人们学习。这是世界上首次由政府颁布的针灸标准。

王惟一的另一巨大贡献是铸成了人体针灸铜人，针灸铜人模仿成年男子而制，铜制的躯壳上面刻满了腧穴名称，每个穴位有一点与体内相通，平时供教学使用。考试的时候，用黄蜡涂满铜人，内灌水或水银，考官说出穴位，考生针刺铜人，如果刺中穴位，则液体溢出，如果定位不准，则针不能入，非常的科学。针灸铜人与《铜人腧穴针灸图经》相辅行世，让当时学习医术的人有了清晰的可以参考的资料，让针灸事业得到了发展，对中医学的发展起到了极大的贡献。

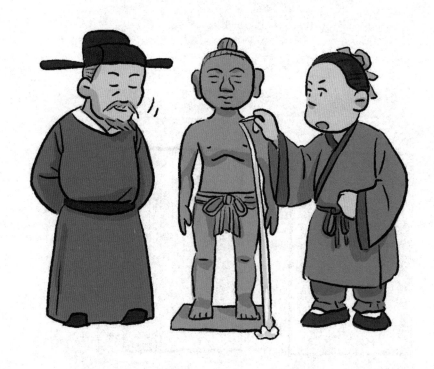

第十八章 李时珍与《本草纲目》

李时珍是明代伟大的医药学家、博物学家。他出生于医学世家，自幼攻读四书五经，13 岁时就考取了秀才。但他立志以医药为业，很早就跟随父亲学医。后来李时珍因医术高明，被大家交相称赞，声名大振。27 岁时，被推荐到京城太医院任职，他借此阅读了大量珍贵的医书，发现既往中药书中有很多错误，他忧心忡忡，毅然辞职归乡，决心重新编写一部内容翔实的中药学著作。

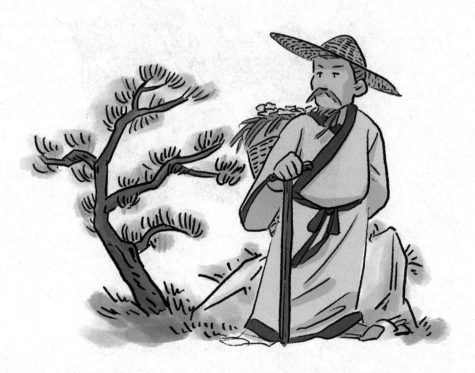

　　李时珍在家里闭门读书十多年，阅读了大量有关中药学、植物学、医学、农学等著作，他为了准确描述药物的形状，深入山林、田野、矿井，实地考察，足迹遍及河北、河南、江西、安徽、江苏等地，虚心求教，亲自采集药物，认真比对，历经 30 年时间，编成了药物学巨著《本草纲目》。

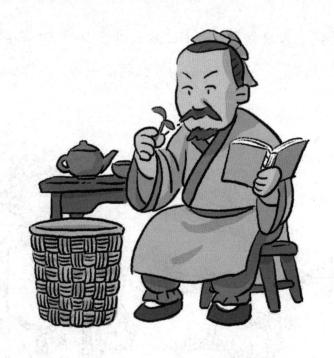

　　《本草纲目》共收药物1892种，其中李时珍新增药物374种，还附有1109幅精美插图。是我国历史上记载药物最多，插图最多的一部本草著作。全书共190多万字，分为各种类别共60类。李时珍对每种药物进行了详细地注解，既保存了历代本草文献，也记述了丰富的实践经验。《本草纲目》从实用出发，在药物后面还附有相应的方剂。全书共收集各种方剂达11096首，其中多数是李时珍自身实践和收集所得。

　　《本草纲目》是一本有世界性影响的著作，很早就传到日本、朝鲜、越南等国，并被翻译成多种文字介绍到世界各地。生物学家达尔文称赞《本草纲目》是"中国古代的百科全书"。著名科学史学家李约瑟在《中国科学技术史》中高度评价这本书："毫无疑问，明代最伟大的科学成就，就是李时珍那部登峰造极的《本草纲目》。"

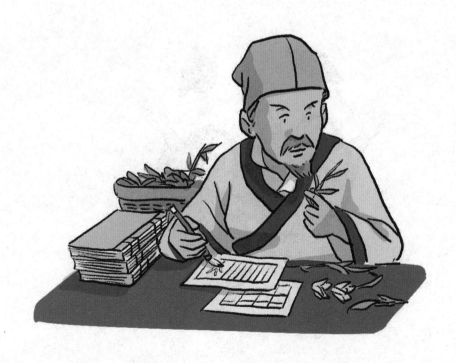

第十九章　现代中医药教育

中华人民共和国成立以来，中医药高等教育从无到有、从弱到强，经过一代代中医药人的不懈努力，中医药高等教育实现了跨越式发展。

自 1956 年国务院批准设立北京、上海、广州、成都四所中医学院以来，中医药高等教育已经走过了 60 多年的历程，目前全国有高等中医药院校 40 余所，院校教育已成为中医药高等教育的主体，实现了由传统教育方式向现代教育方式的转变，初步形成了以院校教育为主体，多层次、多类型协调发展的办学格局。

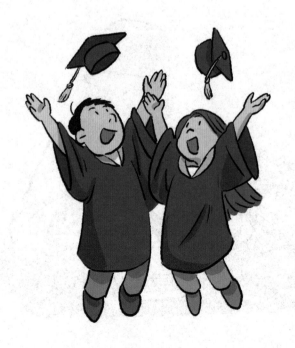

近年来，中医药大学通过院校教育与师承教育相结合的中医药人才培养模式，培养了一大批中医药传承创新人才。

目前，中医药类专业在校生人数已达 70 余万人，为中医药医疗、保健、科研、教育、产业、文化及对外交流与合作等各个领域提供了高质量的专门人才，为构建中国独具特色的医药卫生体系和推动中医药事业发展做出了重要贡献。

为传承民族医药文化、培养民族医药人才，全国还开办了不同形式的民族医药相关教育培训，独立设置了藏族、蒙古族、维吾尔族、傣族、壮族、哈萨克族、回族等民族医药专业。仅"十二五"期间就培养了 5000 余名民族医药专门人才，促进了民族医药传承与发展。

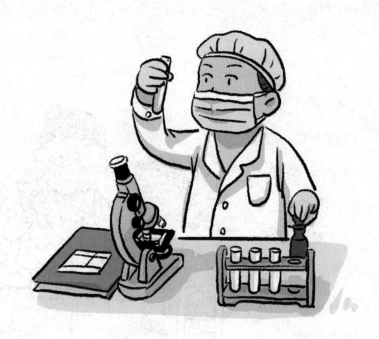

第二十章　　留学生与中医

　　近年来，随着中国教育对外开放的不断加深以及世界各国对中医药的认可度不断提高，中医药已传播到190多个国家或地区。中医药院校在世界各大洲建立了中医孔子学院、海外中医中心等对外交流合作机构，开展了不同形式的教育合作项目，为推进中医药国际化进程、传播中华优秀传统文化、提升国家软实力做出了积极贡献。

　　多年来，来华学习中医药的留学生一直居来华学习自然科学留学人数的首位。经教育部批准，全国有20多所高等中医药院校具备接受外国留学生的资格，外国留学生、进修生学成归国，用所学的中医药知识为本国人民健康服务，扩大了中医药在国际上的影响，推动了中

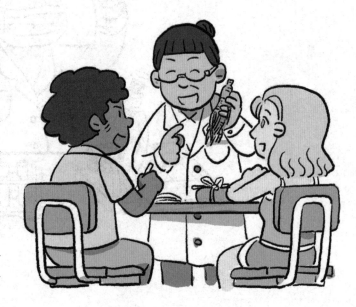

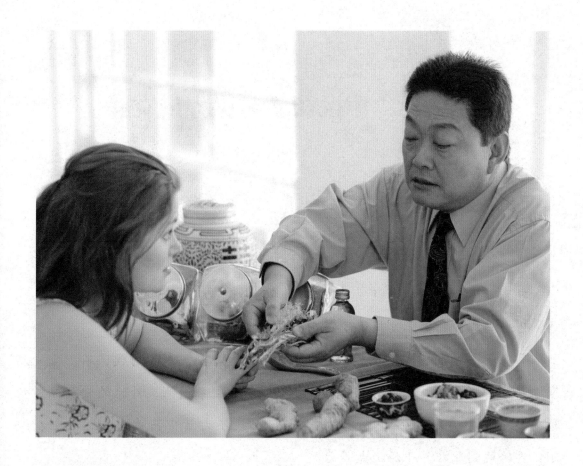

医药的国际交流与合作。

目前，130 个国家的中医医疗机构有 5 万多家，针灸师超过 10 万人，注册中医师超过 2 万人。在中医学术活动方面，国外有许多国际性和地域性的中医药学术组织，创办了中医药杂志并经常承办学术活动。中医在泰国、新加坡等国已得到立法保护，中药已在多个国家获得批准对治疗药品进行注册。全球接受过中医药、针灸、推拿等治疗的人数已到世界总人口的三分之一以上。

世界中医药教育在近几十年来得到很大的发展，不少西方国家的大学已经开始举办中医药教育，中医药教育的国际化局面正在形成，日本、韩国、英国、德国、法国、澳大利亚、美国等国都建立了政府承认的中医药高等医学院校。

第五单元 中医药学对世界的贡献

中医药学发展了几千年，很多治疗技术随着文化交流扩散到世界各地，为世界各国的医学发展做了一定的贡献。

早在秦汉时期，中医药就传到朝鲜、日本、越南。到了唐代，不少国家派人来中国学习中医药。宋代与海外50多个国家通商，外运的中药品种、数量都大量增加。《马可·波罗游记》记载了大量中药被商人运往亚丁，再转运到北非的亚历山大等地。

中国的医家们很早就开始天花的治疗研究，而且积极采取预防措施。到了明代，随着对传染性疾病的认识加深和治疗痘疹经验的丰富，发明了人痘接种术，这是对人类健康的重大贡献。中药走向全世界最突出的成果是中国的青蒿素惠及全球，每年挽救上万人的生命，被誉为"20世纪后半叶最伟大的医学创举"。

随着社会的发展，慢性疾病不断增多，人们的健康观念发生了变化。在世界范围内，回归自然、重视传统医药已经成为重要的趋势，中医药在全球日益受到更多的关注。

第二十一章　屠呦呦与青蒿素的故事

2015 年，中国女科学家屠呦（yōu）呦因为发现了青蒿素成为第一位获得诺贝尔科学奖项的中国本土科学家。

屠呦呦出生于浙江省宁波市，名字来源于中国最早的诗歌总集——《诗经》里"呦呦鹿鸣，食野之苹"的名句，寄托了父母对她的美好期待。1951 年，屠呦呦考入北京大学药学系，毕业后从事中药研究，取得了许多骄人的成果。其中，研制用于治疗疟疾的药物——青蒿素，是她最杰出的成就。

疟疾是一种严重危害人类生命健康的世界性流行病。世界卫生组织报告，全世界约数 10 亿人口生活在疟疾流行区，每年约 2 亿人患疟疾，数百余万人被夺去生命。疟疾还对奎宁类传统抗疟药物有了抗药性，严重影响抗疟疾效果。我国从 1964 年开始对抗疟新药的研究，从中草药中寻求突破是整个工作的主流，但是，通过对数千种中草药的筛选，却没有重要发现。

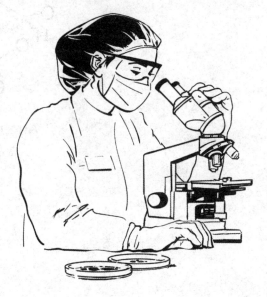

从 1969 年开始，屠呦呦开始专心研究该项工作。她整理了历代医

籍，经过大量的筛选，最后她根据东晋名医葛洪《肘后备急方》中："青蒿一握，以水二升渍，绞取汁，尽服之"可治"久疟"的记载。经历了190次实验后，终于提取出了对疟原虫的抑制率达到100%的青蒿素。

疟疾，一个肆意摧残人类生命健康的恶魔，被一位中国的女性科学家制服了。

屠呦呦告诉世界："青蒿素是人类征服疟疾进程中的一小步，也是中国传统医药献给人类的一份礼物。"

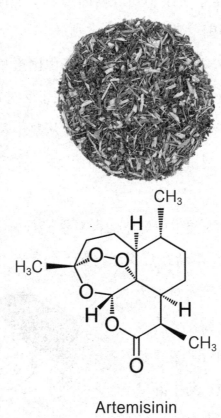

Artemisinin
青蒿素

第二十二章 走出国门的针灸

针灸是针法和灸法的合称，是中医学的重要组成部分之一，是中华民族文化和科学传统产生的宝贵遗产。2010 年，联合国教科文组织已将"中医针灸"列入《人类非物质文化遗产代表作名录》。

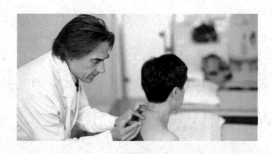

针灸有着悠久的历史，早在公元 6 世纪就传到了朝鲜、日本等国。近年来，随着中外文化交流的不断深入，针灸也随之传到世界各地，每年有近万名留学生来华学习中医药学知识，国际上对针灸的期盼、需求越来越高。

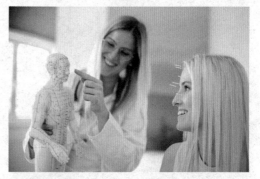

世界上大部分国家或地区都有华人或当地人士开设的中医、针灸诊所。美国登记的职业针灸师有 4 万多人，德国有 3 万名针灸师，墨西哥的针灸师有 5000 多人，澳大利亚有 4500 个针灸、中医师，巴西有针灸师 1.5 万余名，新加坡有中医师

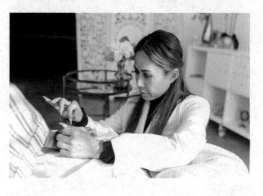

1500 人，中国香港特区登记的中医、针灸师有 1 万多人，甚至只有两万人口的基里巴斯也有中医诊所。这些数量众多、分布广泛的中医、针灸诊所，为中医药走向世界打下了广泛的基础。

1999 年，瑞士将中医、中药、针灸的费用纳入国民医保。2013 年，匈牙利欧洲第一个实施中医立法，使中医拥有正规的行医许可。比利时已把针灸纳入正规医学。意大利不少医院设有中医门诊部。澳大利亚，70% 的医生会推荐针灸理疗，针灸享有医保补贴。

法国共有 6000 多名中医从业人员，每年法国境内接受中医诊断治疗约 600 万人次。俄罗斯人看中医已经成为常态，每年有 10 万名俄罗斯患者赴华看中医。美国有 3 万多家中医诊所，每年接受针灸等治疗的人口约 3800 万。

第二十三章　菲尔普斯的秘密

被誉为"飞鱼"的美国游泳运动员菲尔普斯在奥运比赛中共获得了23块金牌，是奥运历史上获得金牌最多的运动员。除了让人叹为观止的成绩

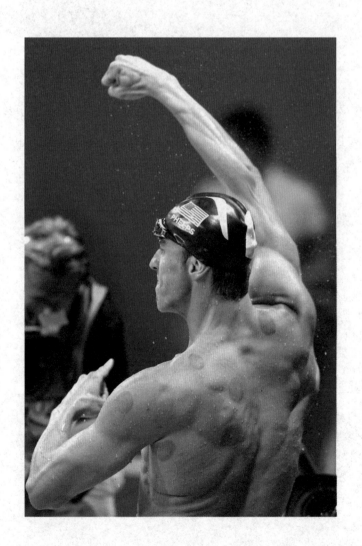

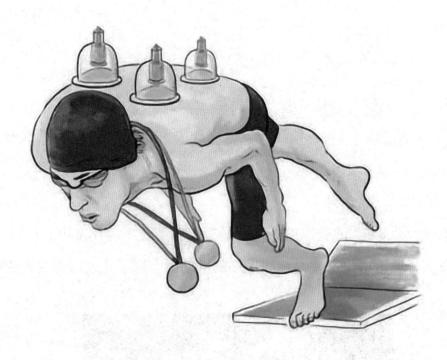

外，细心的人会发现菲尔普斯在比赛中身上总有不少拔罐留下的红印，奥运冠军偏爱中国拔罐一时成为媒体的热门话题，中国拔罐被戏称为神秘的"东方力量"。

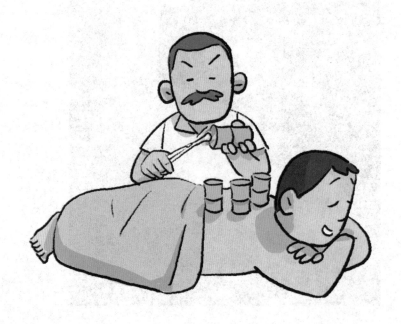

　　菲尔普斯接受媒体采访时表示，每次参加完比赛，他都会拔罐，拔火罐能增加灵活性，让酸痛的肌肉能够放松。实际上，拔罐的这一传统中医疗法早就在体育圈成为一种习惯了。运动员们表示，在运动后接受刮痧、拔罐、按摩有助于缓解肌肉酸痛的状况。

　　中医拔罐疗法有着悠久的历史，早在西汉时期的帛书《五十二病方》中就有类似火罐疗法的记载。它是以罐为工具，利用燃烧、抽气等方法，形成罐内负压，使之吸附于体表的穴位或患处，形成局部充血或瘀血，而达到活血化瘀、防病治病、强壮身体为目的的一种中医养生方法。具有操作简便、取材容易、见效快、安全可靠的特点，深受群众的喜爱。

第二十四章　中医发明人痘接种法

数千年以来，天花作为恶性传染病，造成了全世界大量人口死亡，中国人也深受其害。唐宋时期以来，天花开始在中国广泛流行，面对肆虐的天花，中医师们一直探索预防治疗天花的方法，在"以毒攻毒"的思想指导下，终于发明了人痘接种术。

法国哲学家伏尔泰这样赞扬人痘接种："我听说一百年来，中国人一直就有这样的习惯；这是被认为全世界最聪明、最讲礼貌的一个民族的伟大先例和榜样。"

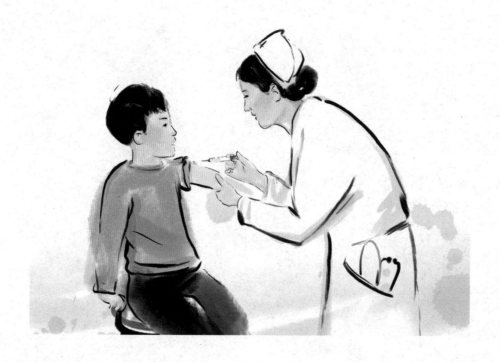

人痘接种，实际上是采用人工的方法，使被接种者感染一次天花。但是，这种早期的种痘术，所使用的都是人身上自然发出的天花的痂，人们把它叫作"时苗"。由于时苗的毒性很大，容易造成被接种者死亡，古人总结出了两条经验：一是不能用时苗接种；二是以使用痘痂为主。以往用痘浆接种的方法被逐渐淘汰。

同时，古人还总结出人痘接种必须要用"种苗"，而种苗还要经过"养苗""选炼"，使之成为"熟苗"以后才能使用。古人采取的这种通过连续接种、减低痘苗毒性的方法，是合乎现代科学原理的。

人痘接种术的预防效果，不仅使中国人受益，而且引起其他国家的注意与仿效。公元1688年，俄国医生来到北京学习种人痘的方法，不久又从俄国传至土耳其，随即传入英国和欧洲各地。18世纪中叶，人痘接种法已传遍欧亚大陆。人痘接种法的发明，是我国对世界医学的一大贡献。

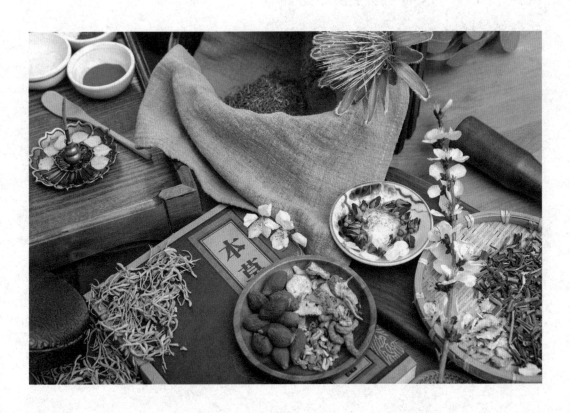

第二十五章　中医抗击新冠病毒感染疫情

2020 年以来，以新型冠状病毒感染引起的急性呼吸道传染病逐步席卷全球，造成了严重的人员伤亡。在抗击新冠感染的战斗中，超九成的患者使用了中医药。临床疗效观察，中医药总有效率达 90% 以上。中医药防治新冠感染，成为中国经验的一大亮点。

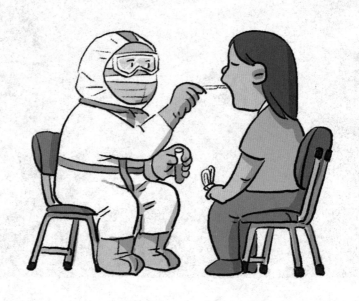

在中国疫情防控中，经过反复实践，我们形成了以中医药为特色、中西医结合救治患者的新方案。这既是坚持中西医并重的中国卫生健康工作方针，也由中医药具有的独特功效所决定。

在疫情防控时，让发热、留观、密接、疑似这四类人群普服中药，施以标准通治方"中药漫灌"，缩短了症状持续时间，及时截断了疫情的蔓延和扩展势头，从而降低转重率、病亡率。创新了中医药参与社区防护的模式，使防控关口前移至社区。

在重症、康复阶段，采取了中医药辨证论治、一人一方，控制病情恶化发展等，帮助患者更好的康复，减少后遗症。

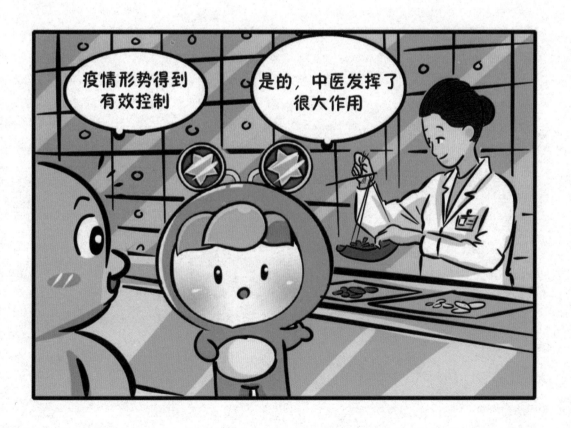

习近平总书记强调，"中西医结合、中西药并用，是这次疫情防控的一大特点，也是中医药传承精华、守正创新的生动实践。"继承好、发展好、利用好传统医学，让中华文明瑰宝惠及世界，携手应对全球公共卫生挑战，就能为人类健康贡献更多中国智慧和中国力量。

中医药学，是一代代中华民族的行医者在与疾病的不懈斗争中不断探索、逐渐形成的科学认识，是几千年沉淀下来的中国文化精髓。一把草药、一根银针，保佑着中华民族的繁衍昌盛。当前抗疫战场上，古老的中医焕发着新的生命力，成为抗击疫情的利器。抗击新冠病毒感染疫情的事件再次充分证明，中医药以前是、现在是、未来仍然是人类与瘟疫斗争的重要武器。